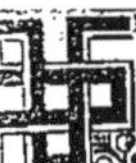
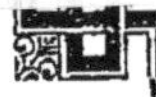

MÉTHODE HÉMOSPASIQUE

APPAREILS DU Dr JUNOD,

DOCTEUR EN MÉDECINE DE LA FACULTÉ DE PARIS, LAURÉAT DE L'INSTITUT DE FRANCE, SPÉCIALEMENT ATTACHÉ AUX HÔPITAUX DE PARIS POUR LA MÉTHODE HÉMOSPASIQUE.

PARIS

CHEZ G. BAILLIÈRE, LIBRAIRE,
rue de l'Ecole-de-Médecine, 17;

ET CHEZ L'AUTEUR, RUE MÉHUL, 1.

—

1843.

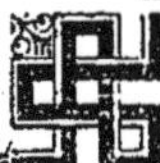

Te 12/6

MÉTHODE HÉMOSPASIQUE

APPAREILS DU DR JUNOD,

DOCTEUR EN MÉDECINE DE LA FACULTÉ DE PARIS, LAURÉAT DE L'INSTITUT
DE FRANCE, SPÉCIALEMENT ATTACHÉ AUX HÔPITAUX DE PARIS
POUR LA MÉTHODE HÉMOSPASIQUE.

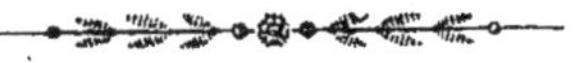

PARIS

CHEZ G. BAILLIÈRE, LIBRAIRE,
rue de l'Ecole-de-Médecine, 17;

ET CHEZ L'AUTEUR, RUE MÉHUL, 1.

1843.

MÉTHODE HÉMOSPASIQUE

APPAREILS DU Dr JUNOD,

DOCTEUR EN MÉDECINE DE LA FACULTÉ DE PARIS.

Il est maintenant bien reconnu que les véritables conquêtes de la médecine sont celles de la *thérapeutique*, puisque guérir ou soulager est le but de notre art. *Aussi, dès l'instant qu'un moyen, jugé utile, est appliqué à la guérison des maladies, il y a* PROGRÈS, *et il n'est que là.* Toutefois, il est nécessaire que ce moyen ait une importance réelle; qu'il soit actif, énergique, calculable dans ses effets, constant dans ses résultats, d'un emploi facile et varié. Il faut, en outre, qu'il ait été examiné avec soin, comparé avec d'autres moyens analogues; en un mot, passé au *crible* de l'expérience, et d'une expérience réitérée. Enfin, il est indispensable que des hommes d'un mérite reconnu, haut placés dans la science, jouissant d'une incontestable estime, en aient signalé les avantages, et reconnu l'efficacité. Je puis l'affirmer, aucune de ces conditions n'a manqué pour les appareils à expansion et à compression, dus à mes recherches et à mes expériences.

L'application en grand sur l'économie du vide et de la compression atmosphérique, présente, en effet, une méthode thérapeutique, dont l'action est d'autant plus énergique que la cause elle-même, ou l'agent a une force d'action plus considérable, force tout-à-fait à la disposition du praticien. Plus on y réfléchira et plus on conviendra de la vérité de ce fait. *C'est la puissance de révulsion et de dérivation* portée en médecine à un point *inconnu* jusqu'à l'époque de cette découverte. Or, les faits et les résultats ont toujours répondu aux prévisions et à la conception première.

Le corps humain, on le sait, plongé dans une immense atmosphère, où il vit, où il respire, supporte un poids évalué à *trente-six mille livres*. Cette compression salutaire, maintient les fluides de l'économie dans une direction et une circulation normales, mais il faut que cette compression soit constante et uniforme ; lorsqu'une seule partie du corps y est soustraite, tout aussitôt le sang et les autres fluides y affluent, y abondent, en abandonnant le reste de l'économie. De là résulte une dérivation sanguine et humorale, plus ou moins rapide et énergique. Tel est le grand principe de *dynamique vitale*, que par une observation assidue, par des faits et des recherches sans nombre, j'ai étudié ; je ne crains pas de l'affirmer, c'est une phase *toute nouvelle* ouverte à l'art de guérir, car il ne s'agit point d'une théorie imaginaire, encore moins d'une hypothèse aventureuse, mais d'applications utiles, et multipliées, de *réalités* pratiques; enfin d'une méthode dont la base et les principes se manifestent par l'irréfragable logique des résultats.

En effet, à l'aide de notre appareil pneumatique, le médecin est, pour ainsi dire, le dominateur de la circulation ; il imprime au sang un cours particulier, médicalement, utilement anormal ; il le diminue, il l'augmente, il l'accumule, il le maintient, et, selon les indications curatives, le force pour ainsi dire à saisir le but qu'on se propose d'atteindre. Ainsi, dans des cas pathologiques déterminés, déplacer le sang, à peu près dans telle quantité que l'on veut, le diriger où l'on veut, graduer les effets de ce moyen tout autant que l'on veut, y recourir aussi souvent que l'on veut, toujours *sans danger*, toujours *sans douleur*, sans crainte d'accidents immédiats ou ultérieurs : tel est en peu de mots le résultat de la méthode hémospasique. Or, qu'on nous dise une puissance médicatrice, un agent thérapeutique à la fois plus puissant et plus inoffensif, plus mobile, ou plus persistant dans son action sur l'économie, plus facile à diriger, à maîtriser que celui dont nous nous servons avec tant de succès.

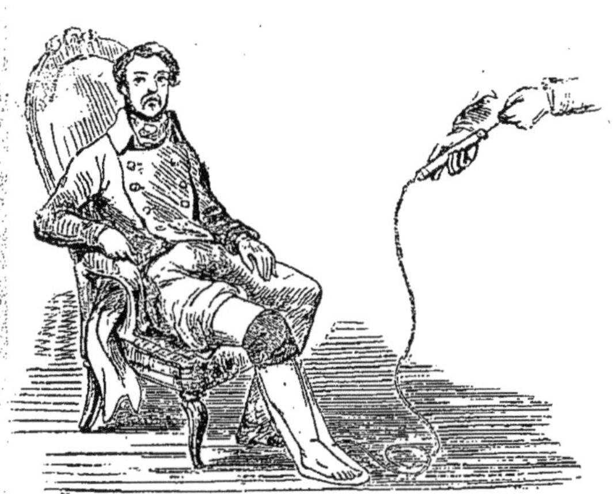 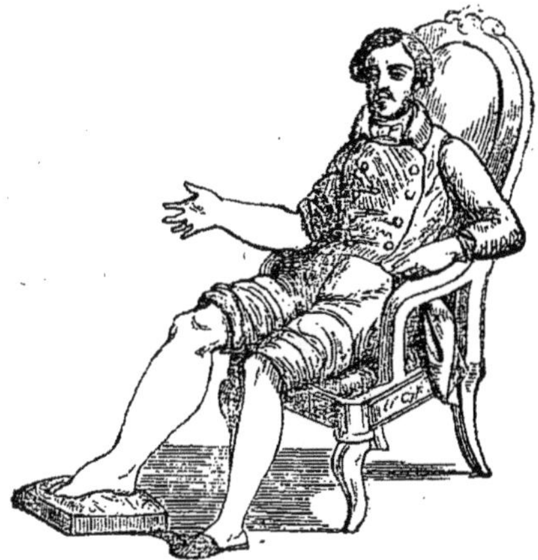

La vascularité des vaisseaux capillaires de la jambe permet de recevoir les fluides qui y sont attirés graduellement, et sans secousses, au moyen d'une pompe aspirante, et d'un récipient en cristal, pouvant, dans une multitude de cas, produire tous les bons effets des émissions sanguines, sans avoir les inconvénients d'affaiblir ou de faire souffrir le malade. On garde son bas et sa chaussure dans l'appareil.

Bien que si le cas l'exige, l'on puisse ainsi doubler à volonté le volume de la jambe, ce qui s'obtient toujours sans douleur ni danger, on peut marcher immédiatement après la séance avec la plus grande facilité. Du jour au lendemain, la jambe revient graduellement à son volume normal; cette dérivation peut se renouveler aussi souvent que l'on veut.

Tout praticien concevra maintenant les avantages précieux qu'on retire de l'application des appareils dus à mes recherches, et qui ont maintenant un rang dans la science. Ce n'est jamais en vain qu'on opère le vide ou la compression atmosphérique en grand sur l'économie; dès-lors, on comprend qu'il n'y a point de méthode perturbatrice comparable à la méthode hémospasique, qui, dans peu d'instants, sans fatiguer l'organisme, sans l'épuiser, peut *attirer*, ainsi que son nom l'indique, une masse de sang et de fluides plus ou moins considérable sur une partie saine, et soulager d'autant les organes malades, siége de la congestion morbide. Une pareille méthode est d'ailleurs si positive, si rigoureuse, si bien appuyée par la connaissance des lois de la vie, par le raisonnement et l'expérience qu'elle paraît avoir toute l'exactitude et la précision d'un théorême. De nombreuses observations m'autorisent à croire que j'ai pu rallier l'évidence *rationnelle* à l'évidence *expérimentale*, preuve sans réplique de la vérité, comme de l'efficacité de ma méthode.

Les faits sans nombre qui ont été recueillis dans les hôpitaux, ont constaté la parfaite innocuité de l'hémospasie. *Les varices ne sont pas même à redouter*, car l'injection sanguine artificielle n'est jamais que capillaire et temporaire, et l'application terminée, *les veines sont moins apparentes qu'à l'état normal. Il n'y a aucune espèce de réaction.* Nous donnons ici des dessins fidèles de l'état des membres dans cette application.

LA JAMBE REPRÉSENTÉE

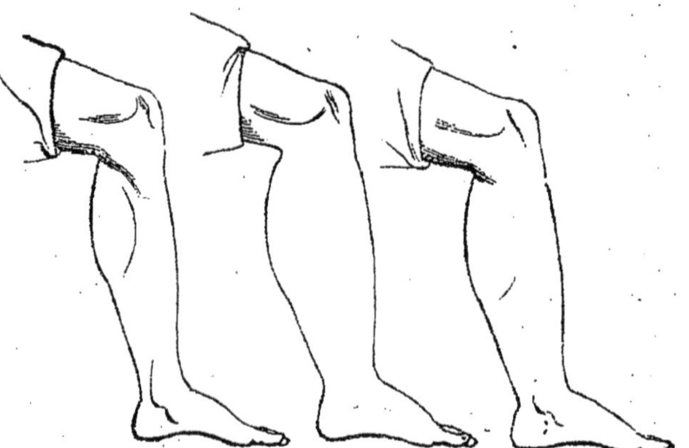

avant, après, et le lendemain
d'une séance hémospasique.

Si maintenant nous voulions passer en revue les maladies où l'application de notre appareil pneumatique présente d'incontestables avantages, il nous faudrait presque parcourir le cercle entier de la pathologie. Pourquoi cela ? c'est qu'en effet il est *très-peu d'affections* où l'on ne remarque des congestions générales, ou partielles , immédiates ou secondaires, étendues ou limitées.

Sous l'action hémospasique des *inflammations* des *organes de la vue* et de *l'ouïe* à tous les degrés, des *amauroses*, des *paralysies*, des *fièvres cérébrales*, surtout chez les enfants, des accidents *convulsifs* à l'époque de la dentition, des *affections* de la *peau* occupant la face, des *vertiges*, des *dispositions apoplectiques*, des *maux* de *dents*, des *accès périodiques d'épilepsie*, et des cas nombreux de *névralgies* faciales, etc., etc,, ont été prévenus, guéris ou calmés presque immédiatement.

Les *inflammations* des organes de la poitrine, les *irritations* qui donnent lieu à une toux *sèche* et *fréquente*, les *affections* du cœur et des gros vaisseaux, en éprouvent de notables améliorations.

La *difficulté* de la *menstruation chez les personnes non encore formées*, souvent si rebelle aux moyens ordinaires de l'art ; les *congestions* sanguines abdominales, *celles de l'utérus* ordinairement si opiniâtres, *les accidents de la goutte , lorsqu'elle se porte vers les organes de la tête ou de la poitrine*, les *hémorrhagies*, les *rhumatismes aigus*, finissent toujours par s'améliorer sous l'action dérivative reconnue toute-puissante de mon appareil.

L'hémospasie nous a souvent réussi dans les services de chirurgie pour faciliter la réduction de certaines hernies en provoquant au besoin la lipothymie, pour calmer et amener le *sommeil* et surtout pour prévenir l'*inflammation traumatique* de l'œil , qui si souvent vient compromettre le succès de l'opération de la cataracte. Il y a ici des faits, des démonstrations pratiques qu'on ne saurait nier, parce qu'elles sont fondées sur une expérience qui ne s'est pas démentie.

Il me suffira de dire que la vascularité capillaire de la peau se prête tellement à l'action hémospasique , que l'on peut *sans inconvénients* et sans *douleur ,* y attirer un *demi-kilogramme* de sang toutes les dix minutes, et cela peut se continuer ainsi une demi-heure et plus. Après plusieurs années de pratique dans les hôpitaux, où j'ai été appelé, et je puis ici affirmer, en invoquant les témoignages des chefs de services, que sauf quelques rares exceptions , on peut tou-

jours *calmer* les *souffrances d'un malade* , et s'il arrive qu'elles résis-
tent à une hémospasie simple, en la prolongeant jusqu'à un état
particulier qui, sans avoir *rien* de *pénible*, approche des premiers degrés de la lipothymie, elles finissent toujours par céder instantanément.

A l'aide de ce révulsif, d'une parfaite innocuité et entièrement con-
forme aux lois de la physiologie , on fait souvent avorter des maladies aiguës, et l'on détruit complétement une foule d'*affections chroniques*, extérieures ou profondes. Il m'a plus spécialement réussi dans
certains cas d'*amaurose*, de *surdité*, par suite de congestion cérébrale,
dans les *paralysies*, et dans les *difficultés de la menstruation*.

En général , toutes les inflammations aiguës ou chroniques ,
extérieures ou profondes, quel qu'en soit le siége, la cause, la marche, la tendance, seront toujours avantageusement *arrêtées* ou *modi-
fiées* par la méthode hémospasique. Car si de petites ventouses ont
été reconnues utiles, dès la plus haute antiquité, que sera-ce lorsque
le même moyen, savamment approprié aux lois ordinaires de la vie,
se trouvera appliqué sur une large échelle, et dans des proportions
capables de produire des résultats infaillibles? Au reste, la question
est entièrement décidée , et elle l'a été par la haute et grave auto-
rité de l'Académie des sciences, qui a décerné à l'auteur une honorable récompense. Les expériences les plus exactes, les faits les plus
positifs, ont établi l'efficacité de cette méthode, la sûreté, la rapidité
de ses résultats. Le rapporteur de la première commission nommée
par l'Académie des sciences , M. Magendie, ne laisse aucun doute à
cet égard. Le savant professeur dit : « Les effets de l'appareil Junod
» sont prompts , énergiques et dignes de tout l'intérêt des médecins ;
» c'est l'effet des ventouses en grand. En soustrayant par ce moyen
» une large étendue de la peau à la pression atmosphérique, les li-
» quides et surtout le sang se déplacent; ils abondent là où la pression
» est moindre, et abandonnent, par conséquent, les points où ils sup-
» portaient une pression plus forte. Le sang est bien soustrait à la
» circulation par l'action de l'instrument, mais cette soustraction n'est
» pas définitive, ce n'est qu'un *emprunt.* » (*Séance* du 24 août 1835).

Tableau aussi juste qu'exact de ce qui a lieu en effet. Puis le rapporteur ajoute : « Tout praticien ne regardera-t-il pas comme une
» nouveauté bienfaisante, un moyen et *certain d'attirer à l'instant*
» *vers les membres*, le sang dont la congestion ou l'épanchement peut
» causer de si prompts et de si grands ravages dans les organes de la
» tête, de la poitrine ou de l'abdomen, sans avoir ensuite à re-
» douter les conséquences trop souvent funestes de la perte d'une
» grande quantité de ce liquide? »

Pour mieux constater ces faits et ceux que j'avais obtenus depuis
ce premier Rapport, je me suis adressé de nouveau à l'Académie.
Une commission, plus nombreuse encore que la précédente,
composée de MM. Magendie, Double, Dulon, Savart, Larrey, Roux
Duméril, de Blainville et Serres, a fait un second Rapport qui a
levé tous les doutes qui pouvaient rester à cet égard, et m'a valu un
prix *Monthyon* (*Séance* du 27 août 1837) ; enfin le haut témoignage
qui en a été rendu par le *conseil-général* des hospices et hôpitaux
de Paris (1), a démontré la réalité des effets dont nous avons parlé
et constaté que mes expériences cliniques répétées par milliers,
n'avaient donné lieu à aucun résultat fâcheux. J'insiste surtout sur
ce dernier point.

On le voit, tout a été fait avec ordre, avec soin et méthode ; nous
nous sommes même gardé de procéder avec cette hâte, cette préci-
pitation qui souvent flétrit en germe toute idée même juste et fé-
conde. La théorie et les faits, le raisonnement et l'expérience, des
applications heureuses dans les hôpitaux, répétées dans d'autres
établissements publics, vérifiées dans la pratique civile ; l'assenti-
ment des médecins les plus honorables ; des observations de guérison de plus en plus multipliées, forment un ensemble de preuves
décisives toutes en faveur des appareils, que je ne crains pas de re-
garder comme un des plus puissants moyens de thérapeutique.

Les malades et les praticiens trouvent donc dans leur emploi, une
ressource inespérée contre une foule de maladies chroniques, recon-

(1) Voir l'arrêté du Conseil général des hôpitaux de Paris, page 13.

nues au-dessus des moyens ordinaires de l'art. C'est une bonne for-
tune médicale de notre époque, qui ne craint ni le grand jour, ni
le contrôle de l'expérience. La méthode *hémospasique* offre, en effet,
toutes les garanties convenables, d'importance et d'utilité pratiques,
Les corps savants ont examiné et conclu, les praticiens ont pro-
noncé, et l'expérience a sanctionné. Il ne s'agit point ici, et j'en fais
tout exprès la remarque, d'un remède secret, d'une spéculation quelconque, d'un industrialisme mercenaire et tarifé. C'est une méthode
médicale, basée sur les lois de la vie les mieux connues, puis expé-
mentée sur de larges proportions. Aussi, je m'adresse aux esprits
graves et judicieux, aux hommes instruits et impartiaux ; je puis
dire hardiment aux médecins comme aux malades, aux praticiens
les plus sévères comme au public éclairé : venez et voyez, examinez
et jugez.

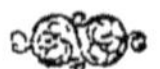

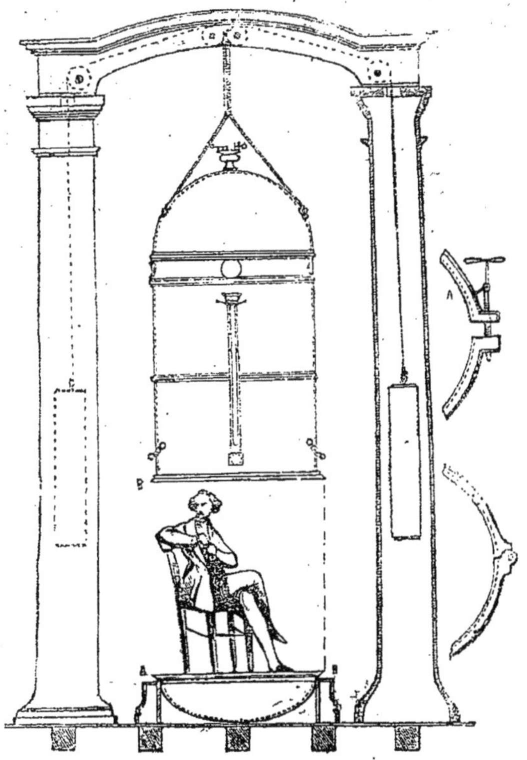

Cloche à air comprimé pour le traitement de la surdité.

Je dois encore à mes recherches d'autres appareils qui fonctionnent dans mon établissement, qui opèrent avec non moins d'efficacité que les premiers, quoique dans un sens opposé. Il s'agit des *bains pneumatiques*, à air condensé; *pression atmosphérique* que l'on peut graduer, élever ou abaisser d'une manière presque indéfinie. On conçoit que le corps plongé dans un tel milieu, doit y éprouver de puissantes et profondes modifications; or, ce sont précisément ces modifications qui présentent des avantages réels dans beaucoup de maladies, parmi lesquelles nous citerons plus spécialement la *surdité*, si rebelle aux moyens ordinaires, et certaines affections du

larynx, etc., etc. Si l'air atmosphérique est le vrai *pabulum vitæ*
l'aliment de la vie, comme l'a dit Hippocrate, qu'on juge des effets
produits, quand cet élément réparateur est porté à une pression de
plus de cent mille livres sur l'économie. L'expérience est d'ailleurs
constamment d'accord avec la théorie, et les faits observés jusqu'à
ce jour, démontrent l'efficacité de ce moyen aussi inoffensif que
facile à appliquer.

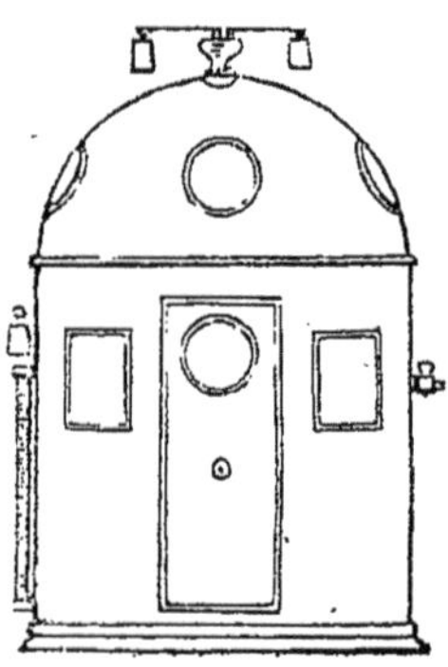

Chambre à air comprimé.

CONSEIL GÉNÉRAL

D'ADMINISTRATION DES HOPITAUX,

HOSPICES CIVILS,

ET SECOURS A DOMICILE DE PARIS.

Séance du 13 mars 1839.

LE CONSEIL GÉNÉRAL,

Vu la demande qui lui a été adressée, le 23 février dernier, par M. le docteur Junod, dans la vue d'être accrédité auprès de l'administration des hospices, pour l'application de l'appareil dit *hémospasique*, dont ce médecin est l'inventeur ;

Vu les *apostilles* placées en marge du mémoire, par un grand nombre de professeurs de la Faculté de médecine, attachés depuis longtemps à l'administration comme médecins et comme chirurgiens des hospices et hôpitaux ; apostilles qui rendent un *hommage éclatant aux bienfaits* de la découverte du docteur Junod, dont la pratique a produit les meilleurs effets, et qui a reçu d'ailleurs l'*approbation* et les *encouragements* des sociétés savantes ;

Considérant que, depuis mil huit cent trente et un, ce médecin répond, avec autant de zèle que de désintéressement aux appels qui lui sont faits par les docteurs des établissements charitables de Paris, lorsque l'application de ses appareils à grande pression est reconnue nécessaire au soulagement des pauvres ;

Considérant que les bons effets de ce procédé ingénieux a souvent apporté de *grandes améliorations* à l'état des malades, et qu'il est dans l'intérêt des indigents reçus dans les hospices et les hôpitaux de recevoir le secours des appareils du docteur Junod, lorsque les médecins et les chirurgiens nommés par le Conseil jugent utile de faire emploi du moyen dont il s'agit ;

Après avoir entendu le rapport verbal de celui de ses membres qui a dans ses attributions la haute surveillance du service de santé, rapports qui a confirmé les éloges donnés à la découverte du docteur Junod, par MM. les professeurs Chomel, Andral, Marjolin, Fouquier, Rostan, Velpeau, Bailly et Biett,

Arrête :

MM. les médecins et chirurgiens des hôpitaux ordonneront spécialement l'emploi de l'appareil dû aux recherches du docteur Junod, toutes les fois qu'ils auront reconnu l'utilité de l'application de ce procédé.

Des remercîments seront adressés, au nom du Conseil général des hospices, au docteur Junod, pour les services *désintéressés* qu'il a déjà rendus à la classe nécessiteuse.

Le présent sera adressé, lorsqu'il aura reçu l'approbation de M. le préfet de la Seine, au secrétariat-général, aux première, deuxième et quatrième divisions.

Chacun des administrateurs donnera dans la limite de ses attributions, les ordres nécessaires pour assurer l'exécution des dispositions qui précèdent.

Fait à Paris, le 13 mars 1839.

Signé : ORFILA, vice-président.

Visé par M. le préfet, le 23 mars 1839.

Le secrétaire-général,

THUNOT.

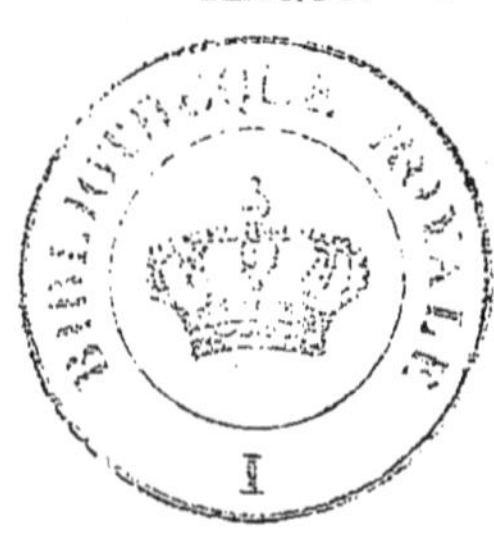

Nous avons cru devoir joindre à l'arrêté de l'administration des Hôpitaux, quelques-unes des apostilles qui ont appuyé notre demande.

J'ai l'honneur de recommander la demande de M. Junod à MM. les Administrateurs des hôpitaux. J'ai fait employer *avec succès* son appareils dans plusieurs cas *très-graves*.

Marjolin

J'ai eu occasion de constater, *par moi-même*, le grand avantage dont peuvent être dans plusieurs cas, les appareils de M. Junod; et sa demande me paraît devoir être accueillie avec faveur par le Conseil général.

Audral

La modification apportée par M. Junod, à l'emploi des ventouses, peut être dans quelques cas *d'une grande utilité*; je ne puis donc qu'appuyer sa demande auprès du Conseil général.

Chomel

J'estime que la demande de M. Junod mérite un accueil favorable à cause des *grands avantages* qui peuvent se rattacher à l'application de son appareil dans une foule de cas. Tous les médecins des hôpitaux recevront avec reconnaissance les secours d'une thérapeutique nouvelle qui promet *des résultats très-importants*.

Fauquier

Je ne puis qu'appuyer la demande de M. le docteur Junod; ses appareils sont *très-rationnels* et peuvent, dans une multitude de cas, produire *les meilleurs effets*; M. Junod me paraît avoir rendu *un véritable service* à la science.

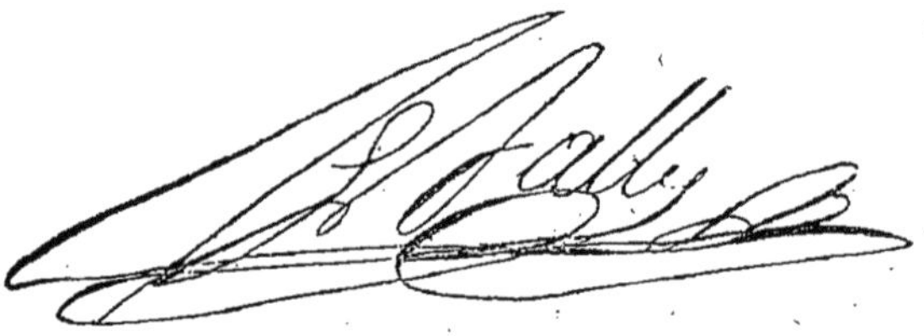

Soumises aux Académies, les recherches de M. Junod ont toujours paru frappées au coin de la *véritable science*. L'humanité et le perfectionnement de la pratique chirurgicale en particulier ne peuvent que gagner à ce que sa demande soit accueillie.

Je pense qu'il serait très-utile de continuer des recherches sur l'application de ce moyen qui me paraît *puissant*.

Les faits qui ont été observés sur l'action des appareils hémospasiques de M. Junod, témoignent en faveur de ce moyen si énergique. Je ne puis que me joindre à mes honorables confrères pour appuyer la demande que ce praticien honorable adresse au Conseil des hôpitaux.

NOUVELLES OBSERVATIONS

SUR L'EMPLOI

DES APPAREILS HÉMOSPASIQUES

ET DES BAINS D'AIR COMPRIMÉ,

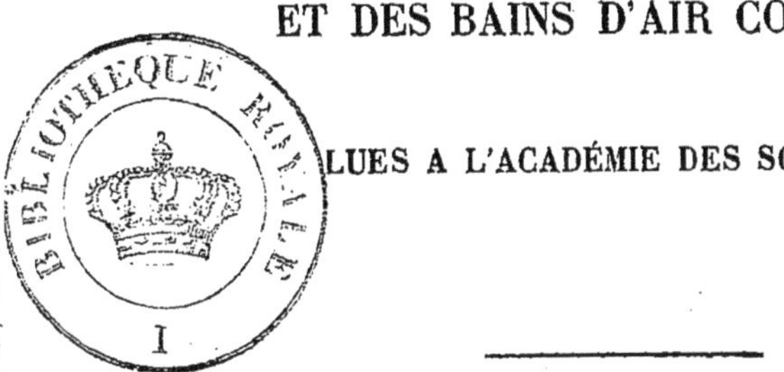

LUES A L'ACADÉMIE DES SCIENCES.

Huit ans se sont écoulés depuis que j'ai eu l'honneur de présenter à l'Académie le résultat de mes recherches sur un moyen très-puissant de révulsion et de dérivation, l'emploi en grand du vide et de la compression de l'air sur une grande surface du corps. L'Académie, après un examen sévère et prolongé, après des expériences confirmatives, faits par sa commission, m'accorda sa haute approbation et un des prix Monthyon. L'administration générale des hôpitaux, après l'application réitérée de mes appareils, a bien voulu également m'accorder son suffrage et ses encouragements. Depuis cette époque, je n'ai cessé de recueillir dans les hôpitaux et dans la pratique civile des faits, qui démontrent de plus en plus l'efficacité de ce mode de traitement dans un grand nombre de maladies.

En effet, Messieurs, vous comprendrez que, d'après les lois physiologiques les plus simples, les mieux connues, il est impossible de soumettre une partie considérable de notre économie à l'action du vide

2

ou de la compression, sans y produire de notables changements.

Dans le premier cas, il y aura un déplacement considérable du sang, et dans le second un refoulement très-actif de ce fluide; or, l'un et l'autre de ces deux modes, et dans un sens différent, doivent produire de profondes modifications dans l'organisme. On ne déplace pas une quantité de sang, on n'impose jamais à la circulation une direction quelconque, et pour ainsi dire forcée, sans obtenir des résultats importants, positifs et surtout rapides, immédiats ; l'essentiel est d'agir avec méthode et persévérance.

Mais laissant de côté la théorie de cette méthode, et l'emploi des appareils qu'elle nécessite, j'ai hâte de faire part à l'Académie de quelques observations nouvelles et remarquables où j'ai obtenu d'incontestables succès.

AMAUROSE INTERMITTENTE ; ACCÈS RÉGULIERS DE MANIE AIGUE ; PARAPLÉGIE COMPLÈTE; PARALYSIE COMMENÇANTE DES BRAS ; GIBBOSITÉS LOMBAIRES ET DORSALES ; IMPUISSANCE DES MOYENS ORDINAIRES, PENDANT DEUX ANS, POUR COMBATTRE L'AMÉNORRHÉE , CAUSE PREMIÈRE DE GRAVES ACCIDENTS. PREMIÈRE HÉMOSPASIE ; CESSATION IMMÉDIATE DES ACCÈS ; QUATRIÈME HÉMOSPASIE ; RETOUR DE LA MENSTRUATION ; L'AMÉNORRHÉE SE REPRODUIT A PLUSIEURS REPRISES ET CÈDE CHAQUE FOIS A UNE SEULE DÉRIVATION; GUÉRISON.

OBS. I. — La nièce de M. X., pair de France, membre de l'Institut, âgée de 22 ans, d'un tempérament lymphatique, avait constamment joui d'une santé parfaite, lorsque, au mois de janvier 1836, elle éprouva sans cause connue de vives douleurs dans la région du cœur. L'auscultation ne décelait aucune lésion organique dans cette région ; il survint des syncopes prolongées, des accidents nerveux très-variés, et de violentes céphalalgies.

La menstruation ne tarda pas à se supprimer ; elle éprouva alors depuis des douleurs pongitives dans le trajet de la colonne vertébrale, qui se fixèrent au niveau de la sixième vertèbre dorsale et de a troisième lombaire, où il se développa deux tumeurs. La colonne vertébrale fléchit, se dévia dans ces deux points, et la position horizontale devint seule possible. Une paraplégie survint, avec perte complète du mouvement et de la sensibilité dans les extrémités inférieures, la paralysie gagna les extrémités supérieures et donna lieu à une amaurose intermittente; la circulation était si peu active aux extrémités inférieures, où le battement des artères se faisait à peine sentir, que M. Magendie, appelé en consultation, crut devoir attribuer cette particularité remarquable à la double compression que pouvaient exercer sur l'aorte les deux gibbosités vertébrales.

Vers minuit, les extrémités se refroidissaient graduellement; la face, ordinairement très-pâle, devenait alors vultueuse; les carotides battaient avec force (120); elle perdait connaissance et paraissait alors très-agitée pendant toute la durée de la nuit, par de vives frayeurs qui lui arrachaient des cris perçants.

Le lendemain, quand l'accès de manie avait cessé, elle était dans un abattement extrême, et ne pouvait rendre compte de ce qu'elle avait éprouvé.

Quinze cautères avaient été appliqués dans le trajet de la colonne vertébrale, et tous les moyens rationnels employés pendant deux ans avaient complètement échoué pour rétablir la menstruation.

Le 15 janvier 1838, je fus appelé en consultation, par MM. Olivier d'Angers et Schuster. A onze heures et demie du soir, j'obtins un premier déplacement de sang par notre dérivation, à la fois si active et si facile à graduer. La douleur du sinciput céda au bout de dix minutes, pour se transporter à la gibbosité dorsale, et de là à celle des lombes par un mouvement de migration bien remarquable. Après quinze minutes, l'hémospasie avait ramené un calme parfait. Cependant, je crus devoir prolonger la séance afin de prévenir plus sûrement l'accès qui, depuis huit mois, était revenu régulièrement chaque nuit. Il fut remplacé par un sommeil paisible; de nouvelles hémospasies furent pratiquées les jours suivants à l'heure indiquée, et la quatrième ramena la menstruation. Alors tous les accidents perdirent leur gravité. La malade marchait vers la guérison, peu de temps après, elle fut atteinte d'une péripneumonie qui fut traitée par les moyens ordinaires ; mais, dans la convalescence de cette dernière et grave affection, la menstruation ne reparut pas à l'époque ordinaire ; les accidents nerveux se reproduisirent aussitôt ; une seule hémospasie les détruisit et rétablit en même temps la menstruation pour la seconde fois.

Là guérison ne s'est pas démentie depuis. Quatre ans après, les fonctions menstruelles s'étant supprimées, une seule séance hémospasique a de nouveau réussi pour la troisième fois.

Cette observation nous a été communiquée par M. Schuster ; nous n'en avons retranché que quelques éloges donnés à notre méthode.

Il me suffira, pour donner à ce fait l'authenticité nécessaire, de citer les noms de MM. Magendie, Chomel, Olivier d'Angers, Sorlin, etc.

La lecture seule de cette observation démontre combien est puissante l'action révulsive appliquée avec énergie et avec méthode. Il ne s'agit nullement ici, comme on le voit, d'accidents légers, d'une congestion qui se dissipe facilement, d'une céphalalgie plus ou moins intense, dont la cause ne présente aucune gravité, mais d'accidents formidables, prolongés, qui menacent la vie de la jeune malade, ou de la frapper d'une incurable paralysie. Cependant, après un petit nombre d'applications *hémospasiques*, l'intensité de ces accidents diminue, le danger cesse et elle se trouve en voie de guérison. Ce qu'il faut noter encore, c'est que trois fois ces accidents se renouvellent et que trois fois ils sont efficacement combattus par la révulsion hémospasique, en rétablissant aussitôt le cours de la menstruation.

———●●●——

AMAUROSE ; DEUX RÉCIDIVES ; INSUFFISANCE DES MOYENS ORDINAIRES ; EMPLOI DE L'HÉMOSPASIE ; GUÉRISON.

Obs. II. — Un acteur distingué, âgé de 28 ans, d'un tempérament sanguin, sujet, depuis quelques années, aux congestions cérébrales avait essayé tous les moyens pour combattre une névralgie faciale qui le porta au suicide. Dans un accès , il se tira un coup de pistolet ; la balle déviée par les côtes, laboura superficiellement la région du cœur dans l'étendue de quatre pouces, et traversa le bras gauche. Il en résulta aussitôt plusieurs hémorrhagies graves suivies de syncopes.

Le lendemain, à la levée du premier appareil, il avait repris connaissance, mais il se trouva dans un état de cécité complète, qui fut attribuée à la faiblesse occasionnée par les hémorrhagies.

Un mois après, les blessures étaient cicatrisées, la vue rétablie, en suivant graduellement le retour des forces ; mais bientôt le malade, s'étant livré un jour avec trop d'assiduité au travail de cabinet, se trouva le lendemain à son réveil privé de la vue pour la seconde fois.

Tous les moyens employés en pareil cas ayant complètement échoué contre cette récidive, le malade fut amené du Havre à Paris, et placé à Montmartre, dans la maison de santé du docteur Blanche ; il fut alors confié à mes soins, après toutefois une consultation qui eut lieu entre MM. Laugier, Londe, Barthe, et plusieurs autres praticiens également connus dans la science par d'honorables travaux.

Le 8 décembre, je pratiquai l'hémospasie pelvienne à neuf heures du soir, afin de prévenir les douleurs névralgiques qui privaient le malade du repos de la nuit. Nous provoquâmes à plusieurs reprises les premiers degrés de la lipothymie. Le lendemain, après une nuit paisible, il pouvait distinguer les arbres du jardin, voir les rideaux de son lit, et compter les personnes qui étaient dans sa chambre.

J'attendis le soir pour pratiquer une seconde hémospasie, afin d'assurer, comme la veille, le repos de la nuit. Dès le début de la séance, il céda au sommeil, et le calme se prolongea jusqu'au lendemain ; les objets se dessinèrent alors à ses yeux avec plus de netteté, il put distinguer les couleurs. Des applications quotidiennes furent réitérées ainsi jusqu'au 6 janvier, et la vue se trouva entièrement rétablie. Pour prévenir de nouvelles récidives auxquelles la reprise prématurée de ses travaux pouvait donner lieu à sa rentrée au théâtre, on crut devoir pratiquer une saignée préventive ; mais elle fut suivie d'un accident bien remarquable ; il fut pour la troisième fois frappé d'amaurose qui dura quatre heures de temps.

J'ai eu l'honneur de présenter à l'Académie la personne qui fait le sujet de cette observation. Depuis lors, la guérison s'est confirmée. Elle date déjà de trois ans.

En comparant avec soin la marche de cette affection, les accidents qui la compliquent, il est évident que le malade était menacé d'une amaurose incurable, et cependant presque immédiatement après une application hémospasique, il éprouve du soulagement ; ses douleurs se calment, et il recouvre une partie de la vue. Une première application est faite à neuf heures du soir, et dès le lendemain, le malade pouvait distinguer un peu les objets. Il est vrai que cette application a été énergique, puisqu'elle fut faite au point de provoquer les premiers degrés de la lipothymie ; aussi obtint-on un résultat aussi prompt que favorable ; les applications successives n'ont fait que confirmer la guérison. On a dû remarquer cette circonstance que le malade fut frappé d'une amaurose temporaire presque aussitôt après une saignée préventive, les pertes de sang dans ce cas sont souvent nuisibles, hyposténisantes, tandis que la révulsion hémospasique ne détermine jamais un pareil accident ; elle se borne à changer instantanément le mode de circulation, elle accumule le sang dans une partie, et soulage par cela même sans *affaiblir* par aucune perte de ce fluide.

AMAUROSE PAR CAUSE ACCIDENTELLE ; RÉCIDIVE ; GUÉRISON.

Obs. III. — M. X., mécanicien, âgé de 41 ans, d'un tempérament sanguin, d'une forte constitution, entra la nuit sans lumière dans l'établissement qu'il dirige, et fut saisi au genou par un des chiens de garde.

La blessure en elle-même présenta peu de gravité, et fut promptement cicatrisée ; mais, par suite de l'ébranlement moral, il éprouva des vertiges, de la céphalalgie. Il survint à la peau une éruption qui occupait le front et le cuir chevelu. Il fut en même temps frappé d'amaurose qui céda d'une manière incomplète à l'application d'un séton à la nuque ; mais l'œil gauche resta amaurotique.

Le 9 avril 1838, sans cause connue, les symptômes se reproduisirent avec la même intensité ; il éprouva de l'insomnie, des vertiges, de la céphalalgie. La vue s'obscurcit de nouveau, le tissu interlamellaire et la sclérotique étaient fortement injectés ; et la cornée transparente de l'œil gauche ulcérée ; c'est dans cet état qu'il vint réclamer mes soins. Convaincu, d'après les antécédents, de la nécessité d'un traitement énergique , je l'invitai à appeler en consultation M. le docteur Sichel, qui, jugeant le cas fort grave, conseilla l'emploi de mon appareil, précédé d'une saignée et de l'application de sangsues aux tempes, en ajoutant à ces moyens, des frictions d'onguent mercuriel sur les paupières et l'usage du calomel à l'intérieur jusqu'à salivation.

Je me disposais à pratiquer la saignée qui avait été prescrite ; mais le malade s'y refusa et voulut recourir à l'hémospasie, avant de tenter tout autre moyen.

Il fut convenu que la saignée serait pratiquée dès le lendemain , si toutefois notre appareil ne produisait pas l'effet désiré.

A peine la pompe avait-elle fonctionné pendant dix minutes qu'une puissante dérivation était déjà obtenue.

Pendant vingt-cinq minutes, je provoquai à plusieurs reprises les premiers degrés de la lipothymie, sans aller jusqu'à la syncope, ce qui est toujours facile à une main exercée.

Cette seule séance suffit pour rétablir la vue et favoriser une prompte cicatrisation de la cornée transparente qui n'a pas laissé de traces, bien que la pupille soit restée légèrement ovalaire.

Dès le lendemain, le malade n'éprouvant plus aucune douleur, put se livrer à ses travaux habituels, et la vue s'est maintenue sans qu'il y ait eu besoin de recourir à aucun autre agent thérapeutique.

J'ai eu également l'honneur de présenter à l'Académie la personne qui fait le sujet de cette observation.

2*

Il serait difficile de décider dans ce cas si l'amaurose a été déter-
minée par la cause traumatique dont il a été fait mention ; toujours
est-il que l'engorgement inflammatoire, la douleur, la congestion
oculaire étaient portées à un très-haut degré, qu'il y avait immi-
nence de perte de la vue, et que ces accidents ont disparu en assez
peu de temps après une seule hémospasie faite avec une certaine
énergie. Si la saignée eût été pratiquée, peut-être serait-on fondé
à croire que la guérison doit lui être attribuée, ou du moins qu'elle
l'a favorisée ; mais nullement, le malade s'obstine à ne vouloir pas
être saigné : on applique l'appareil hémospasique, et, par suite d'une
révulsion dérivative puissante, les accidents se dissipent. Si jamais
le « *Post hoc, ergo propter hoc* » a quelque réalité, c'est assurément
dans le fait clinique que nous venons d'exposer.

AMAUROSE PRODUITE PAR LA CESSATION DU FLUX HÉMORRHOÏDAL ; TRAITEMENT PAR LA DÉRIVATION PELVIENNE, GUÉRISON.

Obs. IV. — M. A., chef d'institution, âgé de 28 ans, d'un tempérament sanguin, d'une constitution apoplectique, était fréquemment
atteint de vertiges et de céphalalgie qui alternaient avec le retour
irrégulier d'hémorrhoïdes.

Au mois d'août 1836, après s'être livré à un travail de cabinet prolongé, il éprouva un affaiblissement graduel de la vue.

Déjà, depuis quelques années, l'œil droit avait été frappé d'amaurose, et l'on pouvait craindre une attaque d'apoplexie.

M. Guersant ayant été consulté, m'adressa ce malade. Il paraissait
rationnel, en effet, de rompre l'équilibre actuel du sang, et de ré-
partir artificiellement ce fluide, de manière à dégager l'organe malade, et à provoquer le retour des hémorrhoïdes.

Le 25 août, pour me conformer à cette double indication, j'em
ployai un appareil que j'ai nommé pelvien, qui agit depuis la *hauteu*
de la ceinture jusqu'au tiers supérieur des membres abdominaux.

La pression atmosphérique, réduite à 4/5, fut maintenue à ce
point durant une heure. D'abord, la face pâlit et le mal de tête se

dissipe immédiatement. Je provoquai, à plusieurs reprises, un état voisin de la lypothimie (1).

Les 16 et 17 novembre, je répétai la même application. Le flux hémorrhoïdal reparut, et la vision s'est rétablie dans son intégrité primitive ; mais l'œil gauche resta frappé d'amaurose.

La santé s'est maintenue depuis plusieurs années ; aujourd'hui le malade peut, sans être incommodé, se livrer aux travaux de cabinet les plus assidus.

En raison de l'intensité des accidents, il y avait ici deux indications à remplir ; la première d'agir promptement ; la seconde d'opérer une révulsion vers le cercle inférieur ; pour cette dernière, j'ai employé, comme on l'a vu, un appareil particulier qui, embrassant la partie inférieure du corps, permet d'imprimer à la masse du sang en circulation, un tel mouvement de révulsion, qu'il est à peu près impossible de ne pas obtenir de prompts et favorables résultats. Aussi voit-on les accidents se dissiper en peu de temps ; la face pâlit, la céphalalgie diminue, l'organe, soulagé de la congestion qui l'opprime, reprend son état normal. Enfin le flux hémorrhoïdal supprimé, cause de la maladie, reparaît, guérison d'autant plus nécessaire que le patient était atteint à l'autre œil depuis longtemps d'une amaurose incurable.

PNEUMONIE DU CÔTÉ DROIT ; RÉCIDIVE ; PREMIER DEGRÉ DE LA PHTHISIE AMÉNORRHÉE ; EMPLOI COMBINÉ DE L'HÉMOSPASIE ET DES BAINS D'AIR COMPRIMÉ ; GUÉRISON.

Obs. V. — Mademoiselle Lise Petit, âgée de treize ans, non encore formée, d'un tempérament lymphatique, atteinte de pneumonie, le 2 janvier 1838, fut traitée à l'aide de trois saignées et de plusieurs applications de sangsues.

(1) Par la coïncidence des faits qui précèdent, on serait porté à croire que l'hémospasie doit être conduite fréquemment jusqu'à produire la lypothimie. Bien au contraire, cette hyperhémospasie, qui est du reste d'une parfaite innocuité, ne doit être employée que dans des cas *exceptionnels*, et qui nécessitent un traitement énergique.

Le 15 mars, elle n'avait pas repris ses forces, continuait à tousser et avait de fréquentes hémoptysies. L'auscultation faisait entendre un léger gargouillement sous la fosse épineuse droite.

Il existait vers cette région une douleur qui avait résisté à l'application réitérée de vésicatoires et même de fragments de potasse caustique.

Justement alarmée, la famille de cette intéressante malade avait déjà eu recours aux lumières de plusieurs praticiens habiles, et de M. Monod en particulier, lorsque nous fûmes appelé en consultation. Chaque soir à huit heures le pouls redoublait de fréquence. Je choisis donc ce moment pour pratiquer une première hémospasie sur les *deux extrémités* (1). A peine quelques palettes du fluide circulatoire se trouvaient-elles ainsi détournés, que les mouvements de la respiration devinrent plus libres, une douce chaleur se manifesta vers les extrémités, qui étaient habituellement froides. La toux perdit de sa fréquence ; le point douloureux ne se fit plus sentir que dans les inspirations profondes.

Nous arrivâmes graduellement en trente-cinq minutes à une réduction d'un sixième d'atmosphère. Il y eut dès ce moment tendance à l'assoupissement, la transpiration devint générale, et aussitôt après la séance, qui dura 45 minutes, la malade céda à un profond sommeil.

Le 17, l'expectoration a été plus facile que la veille ; on n'observe aucune strie de sang ; la douleur locale a sensiblement diminué, et la respiration est plus libre.

Le 18, le bruit respiratoire que nous avons signalé plus haut est moins sensible, et la sonorité du côté droit de la poitrine est plus grande.

La dérivation a été ainsi renouvelée durant huit jours. Nous avons associé, à ce moyen, les bains d'air comprimé à trois atmosphères de pression, dans l'intention de relever et de soutenir les forces. A

(1) J'ai eu l'occasion de remarquer dans ma pratique, que dans la dysmenorrhée, ou lorsqu'il s'agit d'établir la menstruation, il est parfois plus avantageux d'agir simultanément sur les deux extrémités inférieures.

partir de ce moment, les symptômes fâcheux ont complètement dis-
·paru, la menstruation s'est établie, et depuis trois ans la santé s'est
maintenue parfaite.

Deux inductions pratiques doivent être tirées de cette opération.
La première. que chez les sujets atteints de pneumonie, mais jeunes
ou faiblement constitués, il ne faut pas multiplier les saignées dans
le but de terminer promptement la maladie ; *c'est la vie qui cesse et
non la maladie.* Il convient donc plutôt d'opérer une révulsion capa-
ble de diminuer la congestion, l'irritation, l'inflammation; par ce
moyen les forces du malade ne s'usent pas, la nature, aidée par
l'art et le temps, finit par opérer une guérison à peu près certaine ;
la seconde induction, conséquence de la première est que cette
révulsion doit être graduée, autrement il arrive une perturbation
trop prononcée dans l'économie : chez les sujets faibles, il y a donc
toujours certaines limites à garder. C'est la conduite que nous avons
cru devoir suivre dans l'observation précédente.

La malade était jeune et faible; on avait pratiqué plusieurs
saignées, appliqué un certain nombre de sangsues, dès-lors toute
nouvelle émission de sang eût été irrationnelle. Il a donc fallu
recourir à la révulsion *hémospasique*, et de plus à une révulsion graduée dans son énergie; aussi vit-on, au bout de peu de
temps, les accidents se dissiper, et la jeune malade recouvrer
une santé parfaite.

PNEUMONIE A DROITE, EMPLOI DES ÉMISSIONS SANGUINES ET DE L'É-
MÉTIQUE A HAUTE DOSE; INSUFFISANCE DE CES MOYENS; HÉMOS-
PASIE SUR L'UNE DES EXTRÉMITÉS INFÉRIEURES; GUÉRISON.

OBS. VI. — Le nommé Boudon, voiturier, âgé de 25 ans, d'un tempérament sanguin, d'une forte constitution ayant voituré pendant
toute la journée du 27 mai 1840, par un temps pluvieux, fut pris de
frissons; il survint de la fièvre durant la nuit; une saignée fut pratiquée en ville, et, dès le lendemain, il se fit transporter à l'hôpital
de la Pitié, et fut couché dans une des salles de M. Clément.

Le 28 mai, le malade accusait une douleur vive au-dessous du sein gauche , la respiration était gênée ; la toux fréquente , les crachats visqueux et rouillés ; l'auscultation décélait du râle crépitant dans toute l'étendue du poumon gauche.

Cinq nouvelles saignées furent pratiquées ; mais comme les affections typhoïdes étaient alors fréquentes dans les hôpitaux , et que d'ailleurs l'affaiblissement extrême du malade ne permettait plus d'avoir recours à de nouvelles émissions sanguines, on crut devoir tenter l'emploi du tartre stibié à haute dose. Ce médicament n'était point toléré, et parut aggraver la position du malade ; on eût alors recours à l'hémospasie.

Le 9 juin, en présence du chef de service et des élèves , je provoquai à plusieurs reprises les premiers degrés de la lipothymie , et la transpiration à laquelle cette médication donne constamment lieu, pour peu que l'on sache en diriger l'emploi. La respiration devint aussitôt plus libre, et ne réveillait plus la douleur locale ; la poitrine ayant été auscultée de nouveau, on put entendre le bruit respiratoire dans différents points , où il était insensible avant la séance.

Je revins deux fois dans les vingt-quatre heures à l'emploi du même moyen, afin de rétablir la transpiration dès qu'elle venait à cesser, durant *trois jours, le malade fut entretenu ainsi dans un état de transpiration continuelle.* Ces crises salutaires s'obtiennent facilement.

Le 14, il entra en convalescence et sortit de l'hôpital.

Cependant, ses forces ne se rétablissaient que d'une manière lente et imparfaite. Nous eûmes alors recours aux bains d'air comprimé , qui nous ont souvent réussi en pareil cas ; et il ne tarda pas à reprendre ses travaux. Sa santé s'est maintenue parfaite depuis.

Cette observation est importante sous le rapport de l'impuissance bien démontrée de deux moyens regardés comme les seuls capables de guérir la pneumonie, *la saignée et le tartre stibié.* Le malade est jeune , fort ; on le saigne largement ; trop affaibli et dans la crainte d'une atteinte de la fièvre typhoïde, on le soumet à l'action du tartre stibié à hautes doses. L'intensité de la maladie est loin de diminuer, et les accidents se sont augmentés. C'est dans cette circonstance qu'on fait une forte application *hémospasique* ; presque aussitôt le bruit respiratoire se fait entendre, une sueur abondante se déclare et le malade éprouve un soulagement marqué. Il est évident que, dans ce cas, la révulsion a provoqué une crise et un mouvement salutaire, et que l'effet remonte facilement à la cause. Les applications successives ne font qu'assurer cette amélioration et le malade obtient une parfaite guérison. On remarquera cependant que , faible encore , il ne récupère positivement ses forces qu'après l'emploi des bains d'air comprimé , moyen opposé à celui des appareils hémospasiques, mais dont l'énergie est tout aussi réelle quand son application se fait d'après une indication formelle.

Tels sont, Messieurs , les faits et les réflexions que je désirais soumettre à l'Académie. Ils sont extraits d'un grand nombre d'autres que j'ai recueillis dans ma pratique, ou qui m'ont été communiqués par plusieurs de mes confrères.

J'appelle donc spécialement votre attention sur des moyens curatifs , énergiques dans leur mode d'action , puissants dans leurs effets, et, j'ose le dire, heureux dans leurs résultats, quand ils sont employés à propos, suivant leur indication et dans une juste mesure de hardiesse et de prudence.

OBSERVATION CURIEUSE DE CHLOROSE LARVÉE , SIMILANT UNE PHTHYSIE EN SA DERNIÉRE PÉRIODE ,

Publiée dans le Bulletin Médical de Bordeaux, par M. B. **CHABRELY**.
Septembre 1842.

L'état chlorotique, les pâles couleurs, la chlorose, désignées par les auteurs sous les dénominations de *pallidus morbus, fœdus virginum color, icteritia alba, icterus albus, morbus virgineus, cachexia virginum*, etc., est un véritable Protée, insaisissable pour le médecin inattentif, parce qu'il revêt toutes sortes de formes : ici, il ressemble à une gastrite ou une entérite ; là, et c'est le plus souvent, à une lésion physique du cœur ou du poumon; ailleurs, à une névrose qu'accompagnent des convulsions épileptiformes, des douleurs locales atroces, déchirantes, occupant les organes d'une des trois grandes

cavités, etc. Le marasme, la fièvre hectique, l'hydropisie en sont les
dernières scènes, quand par malheur on a méconnu son essence et
qu'on n'a fait que la médecine dite *des lésions*. Qu'il y a loin néan-
moins, pour la gravité de cette dernière période au commencement
de l'affection, où la menstruation a encore lieu, mais en moindre
quantité ! Les jeunes filles ne sont que dérangées, elles ne se croient
pas malades, elles dédaignent le secours de la médecine ; « elles man-
gent sans goût, dorment sans repos, rient sans joie, et se traînent
plutôt que de cheminer (1) ; » mais encore quelques jours passés
sans recourir à la toute-puissance des martiaux, leur état s'empire au
point de devenir incurable.

Le 22 mai 1842, madame C..., qui demeure à l'allée des Noyers,
et dont la charité s'étend sur tous ceux qui souffrent, quels que soient
leur pays et leur culte, m'écrivit de me rendre chez elle pour y voir
une jeune fille du Bouscat, qui semblait toucher à sa fin. Je m'em-
pressai de m'y rendre, et j'y remarquai la malade, qui se nomme
Marie Omaillé, âgée de dix-huit ans, herbagère de son métier. On
l'avait transportée sur un âne, et la mère me dit qu'elle avait craint de
voir mourir sa fille en route. Cette jeune fille est dans le marasme le
plus complet ; les membres semblent formés seulement par la peau
et les os. La maladie date de quatre mois ; il y en a trois qu'elle garde
le lit, dévorée par une fièvre *hectique*. L'affection a débuté par une
gastro-entérite aiguë ; les anti-phlogistiques ont été mis en usage ; les
saignées générales et locales n'ont pu arrêter, maîtriser les coliques,
les diarrhées presque continuelles. Les digestions sont très-pénibles :
aussi maintient-on la malade à un régime des plus sévères. J'explo-
rai les cavités abdominale et thoracique, et sauf les battements du
cœur qui sont d'une grande fréquence (135 pulsations par minute),
je ne trouve rien qui doive m'alarmer. Je m'informe de l'état de la
menstruation, elle n'a pas eu lieu depuis le début de la maladie et n'a
paru que trois fois, à des distances inégales, depuis la nubilité. Je
diagnostique une affection chlorotique, et je prescris dès-lors une

____

(1) Je ne puis résister au plaisir que j'ai de citer cette description pitto-
resque de l'état cholorotique ; elle n'appartient pas à un médecin : c'est à
l'évêque de Genève, à l'aimable saint François de Salles que je l'emprunte.

alimentation plus abondante et plus substantielle. Les pastilles de lactate de fer et quelques gouttes de teinture de digitale matin et soir, dans une tasse d'infusion de tilleul. Ce sur quoi je comptai le plus, c'était sur les emménagogues ; mais auxquels aurai-je recouru ? ils sont tous plus ou moins excitants, incendiaires. Je m'étais trouvé, tout dernièrement, à une séance de la Société médicale d'émulation, à laquelles assistait M. le docteur Junod ; il nous avait fait part des succès qu'il avait obtenus dans l'aménorrhée au moyen de ses appareils hémospasiques, et l'un de nous, M. le docteur Bense, se chargea de faire des expériences à l'aide de ces ventouses. J'écrivis à cet effet à mon honorable confrère, et j'en reçus la réponse suivante : « Je vais m'occuper de me procurer l'appareil Junod, et j'es-
» père pouvoir m'en servir sur votre recommandée, vendredi (27 mai
» 1842), à une heure, chez moi. Agréez, etc. »

Cette première séance à laquelle j'assistai, n'eut aucun résultat. Vu la maigreur squelettique de la malade, nous ne pûmes opérer le vide, quelques moyens que nous essayâmes d'employer : les jarretières qui attachent sur la jambe la coiffe de la ventouse, n'interceptaient pas l'air en totalité, et chaque fois qu'on faisait le vide, le gaz passait en sifflant entre la jambe et la coiffe (1). Le 30, nouvelle séance, à laquelle assistait M. le docteur Martin, de Bazas, qui a pu constater l'état déplorable dans lequel se trouvait Marie Omaillé. Nous n'obtînmes qu'un demi-résultat ; l'air se glissait encore dans la botte, au moment où l'on opérait le vide. La troisième séance (qui n'est en réalité que la première) eut un plein succès : l'appareil fut appliqué pendant une heure. Tous les deux ou trois jours, M. Bense opérait tantôt sur une extrémité, tantôt sur l'autre. Dès la huitième séance, la jeune fille accuse de la pesanteur du côté du bassin et des cuisses ; chaque séance ne fait qu'augmenter cette pléthore du cercle inférieur. Vers la quinzième application, il s'établit une leucorrhée qui devient chaque jour plus abondante. La santé arrive à pas de géant ; l'embonpoint augmente chaque jour ; l'appétit, le sommeil

---

(1) Je dois dire ici que les appareils que je fais exécuter aujourd'hui fonctionnent parfaitement, même dans les cas les plus difficiles.

Dr JUNOD.

sont excellents ; la jeune fille peut faire à pied la moitié du chemin depuis le Bouscat jusqu'à la rue des Lois. Après la vingtième séance les menstrues apparaissent et procurent à la malade un bien-être inespéré. On donne en tout vingt-sept séances. Ainsi, dans quarante jours, une maladie jugée mortelle très-prochainement, une affection supposée phthysique, guérit en entier. Cette jeune fille, que toute la commune de Bouscat croyait vouée à la mort, est grasse et fraîche, elle a repris ses occupations dès le milieu du mois de juillet.

Réflexions. — Chez cette jeune fille, deux moyens ont été employés concurremment, le fer et la ventouse Junod. Quelle part ont-ils eue chacun en particulier à la guérison ? C'est ce que je vais examiner.

D'abord, comme je l'ai déjà dit, l'état chlorotique peut revêtir la forme des lésions organiques et présenter les mêmes symptômes qu'elles. Ainsi, bien qu'il n'y ait pas d'endocardite, de péricardite, ou de cardite proprement dite, le stéthoscope, appliqué au-dessus de la partie interne des clavicules, dans le point correspondant à la carotide, fait entendre bientôt un bruit de soufflet très-fort, tantôt un roucoulement, etc.

On sait qu'à la suite des maladies longues, qui ont été combattues par les saignées abondantes et la diète sévère, les individus porteurs de ces affections restent dans un état de faiblesse générale, et quelquefois même ne reviennent jamais à leur embonpoint primitif, à leur état normal. J'ai observé mainte fois cette circonstance, et les paysans disent : « Chez nous, il y a tant d'années que j'eus une maladie ; depuis lors je n'ai jamais pu faire mon *pró* (expression empruntée aux Italiens qui veut dire profit). » Ces personnes anémiques, ou plutôt oligaimiques, par suite de saignées trop abondantes, resteraient toute leur vie dans l'allanguissement, si on ne les en tirait par la médication tonique, martiale. Telle femme, telle fille ont leur menstruation très-abondante deux fois par mois : on les voit réduite à l'*oligaimie*, qu'on ne doit pas confondre avec la chlorose, bien que le traitement en soit identique. Quand un individu se présente avec les caractères de l'anémie, si on remonte aux causes qui ont amené ce fâcheux résultat, on les trouve le plus souvent dans des pertes de sang abondantes qui ont eu lieu longtemps auparavant. Qu'arrive-t-il aussi ? c'est que les systèmes sanguin et nerveux se contrebalancent ; on devient d'autant plus nerveux qu'on est anémique ; l'individu qui périt d'hémorragie rend le dernier soupir dans une convulsion nerveuse.

Les personnes à qui l'on a soustrait une grande quantité de sang, que l'on a mis à une diète prolongée, contractent le plus souvent ces désolantes affections désignées sous le nom de névroses. Il y a plus : telle affection franchement inflammatoire, la gastrite, par exemple, peut devenir gastralgie ; et si le médecin persiste dans le traitement antiphlogistique, dans la diète sévère, l'oligaimie ne tarde pas à arriver ; cet état de langueur ne fait que s'empirer, et la mort est le résultat de cette erreur de diagnostic. M. Barras a rendu un service signalé à la pathologie, en étudiant ces sortes de névroses avec soin, et en leur assignant le seul traitement qui leur convient.

La jeune fille dont je viens de tracer l'histoire a commencé par avoir une gastro-entérite franche, à laquelle a succédé une gastralgie, combattue par le même traitement que l'affection première. L'anémie et l'aménorrhée se sont mises de la partie et ont aggravé l'état de la maladie. Je n'entreprendrai pas de démontrer si l'aménorrhée chez ma malade est cause ou effet de la gastrite ; quelle qu'en soit l'origine, on doit toujours essayer de la faire cesser, si l'on veut guérir entièrement le sujet qui en est atteint.... Les ferrugineux, le régime substantiel ont guéri l'anémie que présentait Marie Omaillé ; mais ils eussent échoué, sans nul doute, et n'auraient pu triompher de l'aménorrhée : l'appareil Junod en a tout l'honneur.

On a vu que chez Marie Omaillé, la congestion pulmonaire se dissipa en quelques séances ; que serait-il arrivé si l'on eût eu recours à la saignée. M. Bense a, par devers lui, plusieurs cas remarquables où l'appareil Junod a fait merveille. Il serait à désirer que les praticiens publiassent leurs observations à ce sujet, pour répandre un moyen héroïque et inoffensif.

NOTA. — M. Junod continue ses soins désintéressés dans les hôpitaux et dans son établissement, où l'on est invité à voir fonctionner les appareils dont il est question, et leurs applications diverses.

DE UNE HEURE A CINQ HEURES, RUE MÉHUL, N° 1,

attenant au passage Choiseuil.

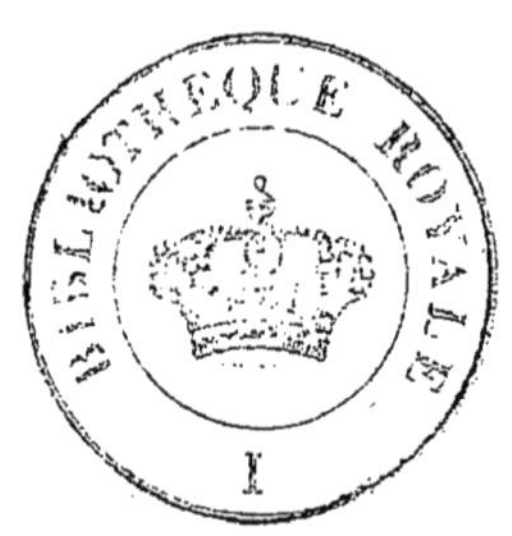

Imprimerie de C.-H. LAMBERT, rue de Londres, 7.